UNE PREMIÈRE ANNÉE

PASSÉE A

SAINT-NECTAIRE

PAR P. L. BASSET

DOCTEUR EN MÉDECINE

Inspecteur des eaux minérales de Saint-Nectaire,
Membre de la Société d'hydrologie médicale de Paris,
Ancien interne des hôpitaux.

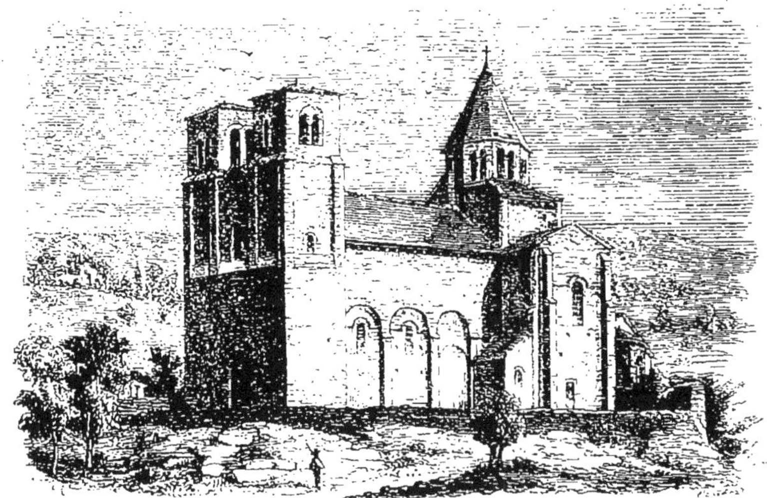

PARIS

IMPRIMERIE DE W. REMQUET ET Cie

Rue Garancière, 5

1859

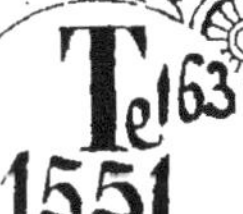

UNE PREMIÈRE ANNÉE

PASSÉE

A SAINT-NECTAIRE

UNE PREMIÈRE ANNÉE

PASSÉE

A SAINT-NECTAIRE

PAR

P.-L. BASSET,

DOCTEUR EN MÉDECINE,

Inspecteur des Eaux minérales de Saint-Nectaire,
Membre de la Société d'hydrologie médicale de Paris,
ancien interne des hôpitaux de Paris.

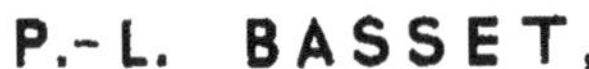

PARIS

IMPRIMERIE DE W. REMQUET ET Cie,
rue Garancière, 5.

1859

UNE PREMIÈRE ANNÉE

PASSÉE

A SAINT-NECTAIRE.

———o○o———

La vallée de Saint-Nectaire est située à 40 kilomètres de Clermont-Ferrand, au pied des pentes du Mont-Dore. La nature des roches qui constituent la vallée est toute granitique, et de leurs fissures s'échappent de nombreuses sources d'eau minérale en les tapissant de dépôt de travertin ou de chaux carbonatée concrétionnée. Le sol sur lequel coulent ensuite ces eaux est imprégné des matières salines qu'elles y déposent. En parcourant les conduits souterrains, les sources forment des dépôts de différente nature; tantôt c'est de la silice, tantôt du fer hydraté; sur presque tous les points, de la chaux carbonatée sous toutes les formes imaginables.

La plupart des roches granitiques d'où s'écoulent les eaux sont couvertes de chapeaux de basalte d'origine volcanique.

Des sources.

Les sources minérales qui jaillissent dans la vallée de Saint-Nectaire sont très-nombreuses : il est presque impossible d'en faire une énumération complète. Leur température varie entre $+ 18°$ et $+ 44°$ centigrades.

Nous allons donner la description de la plupart de ces sources d'après nos propres observations et en nous aidant de l'ouvrage de M. Nivet sur les eaux minérales du département du Puy-de-Dôme.

Nous commencerons par les fontaines les plus élevées, en suivant le cours du Courançon, petite couze qui arrose la vallée dans toute son étendue.

1° Dans la partie de la vallée comprise entre la montagne de Mourgues et le mont Cornador, il existe neuf sources : deux à $+ 27°$ et $+ 27°,5$; une à $+ 24°$; deux à $+ 23°$; une à $+ 21°$; une à $+ 18°$; et deux froides.

2° On trouve dans la gorge du torrent du mont Cornador :

A. L'établissement du mont Cornador, situé à 784 mètres au-dessus du niveau de la mer, et alimenté par deux fontaines, dont la plus importante fait monter le thermomètre à + 39° centigrades.

En dehors de l'établissement, deux filets d'eau s'échappent dans une excavation placée à côté de la grille qui ferme l'entrée des bains.

B. Une petite source minérale froide, un peu au-dessus de l'hôtel Mandon.

C. Au pied du mont Cornador et derrière l'hôtel Mandon, on aperçoit une galerie fort ancienne, où coulent deux sources qui servent à préparer des incrustations.

3° A l'endroit où le Courançon contourne le monticule de l'église, on voit jaillir la source de Pierre Serre, dont la température est de + 18°.

4° Dans la partie de la vallée comprise entre Saint-Nectaire, le haut et le pont, on voit sur la rive droite de la couze :

A. Plusieurs sources froides ou tièdes, au milieu des champs.

B. La source du Sey, abondante, qui marque + 32°.

c. Un filet d'eau qui se réunit au Courançon.

d. Une fontaine d'eau acidule, saline et ferrugineuse.

e. La source du Gravier à + 25°.

f. Trois fontaines non utilisées.

5° Sur la rive gauche au territoire des côtes, on trouve un certain nombre de sources parmi lesquelles nous citerons :

a. La source Mandon cadet, faisant monter le thermomètre à + 21°.

b. Trois ou quatre sources disséminées donnant de + 18° à + 27°.

c. Les sources de Serre, au nombre de trois, fouillées en 1844 par M. Serre. L'une marque + 32°, l'autre + 40°, et la troisième + 44°.

6° Sources de Saint-Nectaire d'en bas, on trouve :

a. Deux sources sur le chemin : la première donne + 21°; la seconde, source Rouge, est employée en boisson; elle a une température de + 23°.

b. L'établissement thermal du sieur Boëtte, alimenté par les deux sources du rocher. La moins abondante fait monter le thermomètre à + 40°, et l'autre à + 38°.

c. L'établissement Chandèze, où se rend la

source Pauline, dont la température est de + 34°.

D. L'établissement Mandon, alimenté par trois fontaines : la Vieille-Source et le Gros-Bouillon, réunies en une seule, qui donnent + 37°,2 au thermomètre centigrade, et la source de la Voûte, moins abondante, dont la température est de + 26°.

———

Les sources qui nous ont semblé mériter le plus d'attention, soit à cause de leur abondance, soit à cause de leur emploi, sont celles que nous avons fait analyser :

Les sources Boëtte.
Les sources Mandon.
La source du mont Cornador.
La source Pauline.
La source Rouge.

———

Au moment où elles sortent du rocher, ces eaux sont parfaitement limpides, mais elles ne tardent pas à perdre leur transparence et à prendre une couleur louche.

La saveur des eaux de Saint-Nectaire est d'abord acidule, puis elle devient alcaline et ferrugineuse. Leur odeur est hépatique et se sent de très-loin. Certaines sources ont une odeur légèrement sulfureuse. Du reste, on peut y constater la présence de l'hydrogène sulfuré : en plongeant dans une des sources une pièce d'argent, elle deviendra rapidement noire. Ce phénomène ne se produira pas dans une eau transportée, et, comme on le verra plus bas, l'analyse chimique ne démontre ni sulfure alcalin ni acide sulfhydrique.

Ces eaux sont onctueuses et douces au toucher, ce qui est dû à la matière organique qu'elles contiennent.

Voici la température des sources employées soit en bains, soit en boisson :

Petite source Boëtte. . . .	$+40°$
Source du mont Cornador. .	$+39°$ centig.
Grande source Boëtte. . . .	$+38°$
Grande source Mandon jeune.	$+37°,2$
Source Pauline.	$+34°$
Petite source Mandon jeune. .	$+26°$
Source Rouge.	$+23°$

La pesanteur spécifique de l'eau a été trouvée

par M. Lecoq de 1,001 pour le mont Cornador, et de 1,005 pour les établissements du bas.

Propriétés incrustantes. Toutes ces sources contiennent du carbonate de chaux mêlé à des sels de fer, de magnésie et à de la silice; elles sont aussi toutes incrustantes et peuvent servir à la fabrication des médailles dont on fait un grand commerce dans ce pays.

Propriétés chimiques.

Les premières recherches chimiques sur les eaux de Saint - Nectaire ont été faites par MM. Boulay et Henry. Un peu plus tard, MM. Berthier, Lecoq et Nivet firent des travaux sur ces eaux et en donnèrent une nouvelle analyse plus exacte.

Nous avons, de notre côté, prié un chimiste fort distingué d'examiner nos eaux, et l'analyse qu'il nous a donnée diffère sur plusieurs points des anciennes. Mais cela n'a rien d'étonnant. En effet, ce n'est pas au mérite des chimistes que cela peut tenir, car le nom et la réputation des personnes qui ont fait les premières analyses prouvent assez en leur faveur pour assurer qu'ils ont donné un travail exact et consciencieux; mais depuis ce temps, la science a marché, l'analyse surtout a fait de grands progrès, et les moyens d'expérimentation sont plus sûrs et plus précis. Tous les procédés dont on se servait autrefois sont complétement changés et les nouveaux permettent d'arriver à des résultats beaucoup plus justes.

Il y a même maintenant en France des chimistes qui s'occupent particulièrement des eaux minérales, et M. Terreil, chimiste attaché au Muséum, qui a bien voulu se charger d'analyser nos eaux, est dans ce cas ; on peut donc avoir la plus grande foi dans ses travaux.

Voici les analyses telles qu'elles ont été données par MM. Berthier, Lecoq et Nivet :

ANALYSE TROUVÉE.	PETITE SOURCE de BOETTE.	GRANDE SOURCE de BOETTE.	SOURCE MANDON.	SOURCE du CORNADOR
Température.	+ 44	+ 40	+ 37,2	+ 40
	grammes.	grammes.	grammes.	grammes.
Carbonate de soude. . .	2,1000	2,0700	2,0000	0,9118
Sulfate de soude. . . .	0,1800	0,1810	0,1560	0,9110
Chlorure de sodium. . . .	2,5100	2,5150	2,4200	1,3220
Carbonate de magnésie. .	0,2200	0,2010	0,2400	0,0810
— de fer. . . .	0,0300	0,0350	0,0228	0,0070
— de chaux. . .	0,5000	0,4980	0,4400	0,6050
— de strontiane. .	traces	traces	»	»
Alumine.	traces	traces	»	0,0050
Silice.	0,1100	0,1130	0,1000	0,0800
Matière organique. . . .	traces	traces	traces	traces
Perte.	0,1500	0,1670	»	0,0450
Total des sels par litre d'eau.	5,8000	5,7800	5,5788	3,7380

Les analyses doivent être rectifiées ainsi qu'il suit :

ANALYSE CALCULÉE.	PETITE SOURCE de BOETTE.	GRANDE SOURCE de BOETTE.	SOURCE MANDON.	SOURCE du CORNADOR.
Bicarbonate de soude. . .	2,9699	2,9299	2,8330	1,1790
Sulfate de soude.	0,1800	0,1820	0,1560	0,1010
Chlorure de sodium. . . .	2,5100	2,5150	2,4200	1,3220
Bicarbonate de magnésie. .	0,3337	0,3048	0,3640	0,1230
— de fer. . . .	0,0415	0,0480	0,0317	0,0100
— de chaux. . .	0,7190	0,7156	0,6023	0,8670
Sulfate de chaux.	traces	traces	»	»
Alumine.	traces	traces	»	0,0860
Silice.	0,1100	0,1130	0,1000	0,0860
Matière organique. . . .	traces	traces	»	traces
Perte.	0,1500	0,1670	»	0,0450
Total des sels par litre d'eau.	7,0141	6,9753	6,5068	3,8190

M. Berthier a trouvé, dans les sources du bas, $0^g,372$ d'acide carbonique.

M. Lecoq, dans les sources du haut, $1^g,490$ par litre d'eau minérale.

Nous allons maintenant exposer tout le travail de M. Terreil.

—————

Analyse des eaux minérales de Saint-Nectaire.

Ces eaux minérales sont au nombre de six, portant les titres suivants :

1° Source Boëtte ;
2° Source du mont Cornador ;
3° Source Mandon tempérée ;
4° Source Mandon chaude ;
5° Source Pauline ;
6° Source Rouge.

Ces eaux possèdent toutes une réaction alcaline ; elles ne contiennent point d'iode, ni d'arsenic, ni d'azotates.

I. EAU DE LA SOURCE BOETTE.

Un litre de cette eau dégage par l'ébullition
1ᵍ,3o4 d'acide carbonique, ce qui représente en
volume 0ˡ,656. Tout cet acide carbonique n'existe
point à l'état libre dans l'eau ; une grande partie
provient de la décomposition des bicarbonates que
renferme cette eau, et ce que je dis relativement
à la source Boëtte se représente pour toutes les
autres sources.

Par l'évaporation, un litre d'eau de la source
Boëtte laisse un résidu pesant 5ᵍ,58o. Ce résidu
se compose de carbonates et de bicarbonates de
soude et de potasse, de carbonates de magnésie et
de chaux, de chlorure de sodium, de sulfate de
soude, d'alumine, d'oxyde de fer, de silice et de
traces de matières organiques.

La composition de cette eau a été trouvée comme
il suit :

    Acide carbonique 0ˡ,1o5ᶜ en
     poids. 0,2090
    Chlorure de sodium. . . . 2,35o8
              ——————
              2,5598

	Report. .	2,5598
Sulfate de soude.		0,1434
Bicarbonate de soude. . . .		2,3991
Bicarbonate de potasse. . .		0,2872
Bicarbonate de magnésie. . .		0,8456
Bicarbonate de chaux. . . .		0,1028
Alumine et oxyde de fer. . .		0,0379
Silice.		0,1511
Matières organiques. . . .		0,0035
Eau.		993,4696
		1000,0000

II. EAU DE LA SOURCE DU MONT CORNADOR.

Un litre de cette eau dégage par l'ébullition $1^g,110$ d'acide carbonique, ce qui représente en volume $0^l,559^c$.

Un litre d'eau laisse un résidu pesant $5^g,320$ et de même composition que le précédent résidu.

La composition de cette eau a été trouvée pour un litre de :

Acide carbonique libre o^l,o45^c
   en poids. 0,0890
Chlorure de sodium. . . . 2,0907
Sulfate de soude. 0,1415
Bicarbonate de soude. . . 2,4631
Bicarbonate de potasse. . . 0,2486
Bicarbonate de magnésie. . 0,6145
Bicarbonate de chaux. . . 0,0888
Alumine et oxyde de fer. . 0,0399
Silice. 0,1612
Matières organiques. . . . traces
Eau. 994,0627
                  1000,0000

III. EAU DE LA SOURCE MANDON TEMPÉRÉE.

Un litre de cette eau dégage par l'ébullition 1^g,336^c d'acide carbonique, ce qui représente en volume o^l,672^c.

Elle laisse, après l'évaporation, un résidu pesant 5^g,540^c pour un litre ; ce résidu se compose des mêmes éléments que les précédents.

La composition d'un litre d'eau de la source Mandon tempérée a été trouvée comme il suit :

Acide carbonique libre $0^l,137^c$

en poids.	0,2800
Chlorure de sodium. . . .	2,4392
Sulfate de soude.	0,1490
Bicarbonate de soude. . . .	2,4036
Bicarbonate de potasse. . . .	0,1484
Bicarbonate de magnésie. . .	0,8201
Bicarbonate de chaux. . . .	0,1092
Alumine et oxyde de fer. . .	0,0459
Silice.	0,1113
Matières organiques. . . .	des traces
Eau.	$993,4933$
	$1000,0000$

IV. EAU DE LA SOURCE MANDON CHAUDE.

Un litre de cette eau dégage par l'ébullition $1^g,444^c$ d'acide carbonique, ce qui représente en volume $0^l,727^c$.

Elle laisse, après l'évaporation, un résidu pesant $5^g,588^c$ pour un litre ; ce résidu est composé des mêmes substances que les résidus des trois premières eaux.

Un litre de l'eau de la source Mandon chaude est composé comme il suit :

Acide carbonique libre $0^l,117^c$ en poids.	0,2340
Chlorure de sodium. . . .	2,3776
Sulfate de soude.	0,1804
Bicarbonate de soude. . . .	2,1035
Bicarbonate de potasse. . .	0,1866
Bicarbonate de magnésie. . .	1,4114
Bicarbonate de chaux. . . .	0,2051
Alumine et oxyde de fer. . .	0,0357
Silice.	0,1195
Matières organiques. . . .	0,0025
Eau.	993,1437
	1000,0000

V. EAU DE LA SOURCE PAULINE.

Un litre de cette eau dégage par l'ébullition $18,434^c$ d'acide carbonique, ce qui représente en volume $0^l,722^c$.

Un litre d'eau laisse un résidu pesant $5^g,570^c$ et

composé des mêmes éléments que les résidus des précédentes eaux.

La composition d'un litre d'eau de la source Pauline est représentée par les chiffres suivants :

Acide carbonique libre 0^l,133^c en poids.	0,2750
Chlorure de sodium. . . .	2,3109
Sulfate de soude.	0,0874
Bicarbonate de soude. . . .	2,3404
Bicarbonate de potasse. . . .	0,2940
Bicarbonate de magnésie. . .	1,0430
Bicarbonate de chaux. . . .	0,1403
Alumine et oxyde de fer. . .	0,0429
Silice.	0,0869
Matières organiques. . . .	0,0051
Eau.	993,3741
	1000,0000

VI. EAU DE LA SOURCE ROUGE.

Un litre de cette eau dégage par l'ébullition 18,451^c d'acide carbonique, ce qui représente en volume 0^l,735^c.

Par l'évaporation, un litre d'eau de la source

2

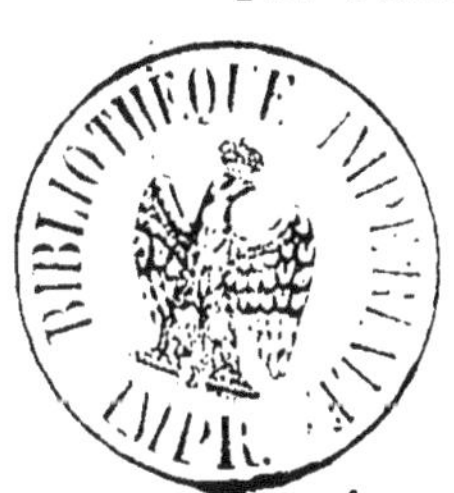

Rouge laisse un résidu pesant 5^g,398^c. Ce résidu est composé des mêmes substances que les précédents.

Un litre d'eau de la source Rouge a fourni à l'analyse la composition suivante :

Acide carbonique libre 0^l,202^c	
en poids.	0,4000
Chlorure de sodium. . . .	2,2957
Sulfate de soude.	0,1263
Bicarbonate de soude. . .	2,3113
Bicarbonate de potasse. . .	0,1479
Bicarbonate de magnésie. . .	0,8798
Bicarbonate de chaux. . . .	0,1155
Alumine et oxyde de fer. . .	0,0464
Silice.	0,1182
Matières organiques. . . .	0,0070
Eau.	993,5519
	1000,0000

D'après les analyses de ces six eaux minérales, on reconnaît que ces eaux ont à peu près la même composition, et qu'on peut les considérer comme identiques.

Le résultat des six analyses se trouve résumé dans le tableau suivant.

Dans ces analyses, nous avons négligé l'azote et l'oxygène tenus en dissolution dans ces eaux ; ces deux gaz ne s'y trouvant qu'en trop faibles proportions (quelques centimètres cubes seulement).

Signé A. TERREIL,
chimiste attaché au Muséum de Paris.

Paris, le 27 novembre 1858.

Résumé des analyses des eaux minérales de Saint-Nectaire.

SUBSTANCES.	SOURCE BOETTE.	SOURCE DU MONT CORNADOR.	SOURCE MANDON TEMPÉRÉE.	SOURCE MANDON CHAUDE.	SOURCE PAULINE.	SOURCE ROUGE.
Acide carbonique libre en poids.	0,2090	0,0890	0,2800	0,2340	0,2750	0,4000
Chlorure de sodium.	2,3508	2,0907	2,4392	2,3776	2,3109	2,2957
Sulfate de soude.	0,1434	0,1415	0,1490	0,1804	0,0874	0,1263
Bicarbonate de soude. . . .	2,3991	2,4631	2,4036	2,1035	2,3404	2,3113
Bicarbonate de potasse. . . .	0,2872	0,2486	0,1484	0,1866	0,2940	0,1479
Bicarbonate de magnésie. . .	0,8456	0,6145	0,8201	1,4114	1,0430	0,8798
Bicarbonate de chaux. . . .	0,1028	0,0888	0,1092	0,2051	0,1403	0,1155
Alumine et oxyde de fer. . .	0,0379	0,0399	0,0459	0,0357	0,0429	0,0464
Silice.	0,1511	0,1612	0,1113	0,1195	0,0869	0,1182
Matières organiques.	0,0035	des traces	des traces	0,0025	0,0051	0,0070
Eau.	993,4696	994,0627	993,4933	993,1437	993,3741	993,5519
	1000,0000	1000,0000	1000,0000	1000,0000	1000,0000	1000,0000

Paris, le 27 novembre 1858.

A. TERREIL.

EFFETS PHYSIOLOGIQUES.

Lorsqu'on veut étudier l'action thérapeutique d'une eau minérale, surtout comme celle de Saint-Nectaire, qui n'est pas encore généralement connue, et à l'égard de laquelle on manque de travaux bien complets et bien positifs, il faut faire précéder cette étude de celle de l'effet physiologique de ces eaux.

Sans doute, la connaissance de ces derniers faits n'éclaire pas toujours celle de l'action curative de ces eaux, mais elle donne des notions qui sont d'une grande utilité pour guider le praticien dans leur mode d'administration.

Examinons donc l'effet des eaux de Saint-Nectaire sur les principaux appareils organiques.

Tube digestif. Chez toutes les personnes que nous avons soumises aux eaux de Saint-Nectaire, nous avons pu constater une notable augmentation de l'appétit, surtout quand elles buvaient deux ou trois verres après le repas. Il nous est venu cette année beaucoup d'enfants lymphatiques, et c'est principalement sur eux que l'action des eaux s'est fait sentir. En effet, à peine suivaient-ils le traitement depuis deux ou trois jours, que leur appétit devenait de plus en plus vif et tel que quatre repas ne pouvaient leur suffire, et nous savons que, chez leurs parents, il était difficile de leur en faire prendre un complet.

Si l'on fait boire huit à dix verres par jour aux malades, on les voit éprouver de la pesanteur d'estomac, de la sécheresse de la bouche, des symptômes de dyspepsie; si on insiste sur ces doses élevées, elles peuvent amener de la diarrhée; souvent, mais pas toujours, en persistant, la diarrhée cesse, l'appétit revient, et ces fortes doses sont tolérées.

Facilité de la digestion. La digestion est beaucoup plus facile aux eaux de Saint-Nectaire. Nous avons eu des malades qui, chez eux, ne pouvaient prendre aucun aliment solide sans être obligés de le rendre, et qui, après quelque temps de séjour aux eaux, pouvaient faire des repas assez substantiels et n'éprouvaient aucune pesanteur d'estomac.

Dégagement de gaz. Peu de baigneurs se sont plaints de cet accident; il n'y a que dans les cas de gastralgie rebelle que nous avons pu l'observer.

Selles. En général, on voit sous l'influence des eaux de Saint-Nectaire, administrées en bains ou en boisson, à la dose de quatre à six verres, les

selles diminuer de nombre et augmenter de con-
sistance. Bien souvent, il en résulte une constipation qu'il n'est pas toujours facile de vaincre.
Beaucoup de malades soumis à l'usage des eaux
ont, au bout de quatre à cinq jours, une telle
constipation, qu'ils ont besoin de recourir à des
lavements. C'est sans doute pour cette raison que
la diarrhée est si rare pendant qu'on est soumis
à l'usage de ces eaux, à moins que l'eau en boisson ne soit portée à la dose de huit à dix verres.
Sur 3oo malades qui sont venus cette année à
Saint-Nectaire, 5 au plus ont été pris de diarrhée.

Respiration. Considérée sous le point de vue de
la modification générale, l'usage continu des eaux
sur les individus d'un tempérament et d'une constitution ordinaires, même la durée d'une saison
entière, n'exerceront aucune influence sur l'ap-
pareil respiratoire. Il en est de même chez les malades plongés dans leur bain : le bain, fût-il pro-
longé, ne semble pas augmenter la fréquence de
la respiration, et n'a jamais produit de dyspnée,
ou même le simple sentiment d'étouffement ou
d'oppression, excepté au moment des orages.

Circulation. La circulation est évidemment ac-
célérée surtout pendant l'usage des bains, mais
d'une manière peu notable, et c'est à peine s'il y

a une différence de cinq à six pulsations en plus à la fin qu'au commencement du bain.

Sécrétions. La sécrétion de la peau n'est pas activée.

Les urines sont, en général, augmentées de quantité ; elles deviennent, au bout de quelques jours, rapidement alcalines.

Système nerveux. Ce n'est que chez les personnes très-impressionnables que nous avons pu observer quelques légers troubles du côté du système nerveux, qu'un jour de repos ou même seulement un bain moins chaud ou mitigé suffisait pour faire disparaître complétement.

Sommeil. Généralement très-bon pendant les quinze premiers jours du traitement, ne commençant à devenir agité que vers la fin de la saison, ou chez les malades trop impressionnables.

En résumé, on voit que les eaux de Saint-Nectaire n'échappent pas à la loi commune à toutes les eaux minérales, c'est-à-dire qu'elles produisent des phénomènes d'excitation générale, qui se traduisent par l'accélération du pouls et un état complet d'excitation ; enfin, comme conséquence, l'augmentation de l'appétit et la facilité de la digestion. Ce sont, du reste, ces phénomènes d'excitation qui, venant à se perpétuer, conduisent à cet autre état général si commun encore dans la plupart des eaux minérales, c'est-à-dire les phénomènes de saturation. Voici quels sont les caractères de la saturation par les eaux de Saint-Nectaire :

Vers le quinzième bain, quelquefois vers le dix-huitième, les malades accusent une fatigue générale, un sentiment de courbature, une agitation parfois assez grande. Cette agitation se continue la nuit et donne au malade une insomnie quelquefois complète ou au moins un sommeil agité. Le pouls devient plus fort, et la peau devient plus chaude ; quelquefois les accidents présentent un degré de plus, et il n'est pas rare de voir un véritable état fébrile se développer. Le pouls s'accélère alors, mais jamais dans une forte proportion.

Il suffit souvent de supprimer un jour ou deux les bains, pour voir le mouvement fébrile se dissiper et les malades reprendre leur état normal.

Nous devons encore ici faire une observation : c'est que souvent les eaux de Saint-Nectaire réveillent, au bout de deux ou trois bains, les douleurs rhumatismales dont les malades avaient pu être atteints antérieurement ; si elles n'avaient pas disparu avant l'arrivée aux eaux, elles augmentent d'intensité sous l'action de leur première influence ;

mais en tout cas, cette réapparition ou cette augmentation n'est que momentanée, et, en continuant
l'usage des bains, on les voit toujours disparaître.

Effets physiologiques des bains.

BAINS TEMPÉRÉS.

L'immersion dans un bain à 34° centigrades pro-
cure une sensation d'onctuosité et de douceur qui
se prolonge pendant toute la durée du bain. D'autres fois, on ressent un resserrement à l'épigastre,
dans la poitrine, rarement au bas de l'abdomen ;
quelquefois ce sentiment gêne asséz la respiration
pour obliger les malades à sortir de l'eau ; mais
avec des précautions et de la persévérance, on finit
par s'y habituer et très-bien les supporter. Après
les bains, on éprouve le plus souvent plus de vi-
gueur qu'avant. Les individus robustes se sentent
plus forts après les bains ; les individus faibles et
excitables sont quelquefois sujets, après les bains,
à de l'agitation, surtout pendant la nuit ; plus tard,
le sommeil peut devenir pénible et même arriver
jusqu'à l'insomnie.

BAINS CHAUDS.

Ils sont toniques et excitants.

RÉSULTAT DES BAINS.

C'est une action excitante.

Les eaux de Saint-Nectaire ne portent pas à la surface de la peau. La saturation est souvent indiquée par une agitation générale, de la fièvre, des symptômes d'embarras gastriques ; la bouche est mauvaise ; il y a de la pesanteur épigastrique, puis de la diarrhée.

Les eaux de Saint-Nectaire, par leurs propriétés toniques, semblent plutôt aptes à arrêter les sécrétions qu'à les augmenter ou à les activer.

On n'obtient la sueur qu'en forçant l'action déjà énergique des eaux, et c'est une sorte de sueur laborieuse qui en résulte, plutôt nuisible qu'utile au baigneur.

EFFETS THÉRAPEUTIQUES.

Il est assez difficile de décrire les effets thérapeutiques d'une eau minérale. On s'appuie sur la connaissance que l'on a de ses propriétés physiques et chimiques ; on cherche à donner une tournure scientifique aux merveilleux résultats que l'ignorance et les préjugés populaires accordent à l'action des eaux.

Telle n'est pas la voie que nous comptons suivre, aussi allons-nous adopter une marche toute nouvelle dans l'étude des eaux de Saint-Nectaire.

Passant sous silence tout ce qui a pu être dit ou écrit sur l'action thérapeutique de ces eaux, nous décrirons chaque année, et cela avec le plus grand soin, les observations recueillies sur les baigneurs. Nous commencerons donc par relater les faits de la saison de 1858. Nous les analyserons ainsi : guérison complète, simple amélioration, absence absolue d'effets retirés des eaux. Ce seront là les bases de la statistique médicale des malades observés.

En procédant ainsi, rien ne pourra échapper. On n'aura pas à se préoccuper des préjugés relatifs à l'action des eaux. On devra être profondément convaincu que les résultats auxquels nous arriverons ne seront que l'expression de la plus stricte vérité.

RHUMATISME.

Les individus atteints de rhumatisme arrivent en général en assez grand nombre aux eaux de Saint-Nectaire ; et on peut en observer toutes les variétés. La plupart du temps, ce sont des arthrites rhumatismales chroniques contre lesquelles un ou plusieurs autres traitements ont déjà échoué, et qui ont décidé les malades, presqu'en désespoir de cause, à recourir à l'emploi des eaux minérales. Les rhumatismes articulaires forment donc la plus grande partie de ces cas, tandis que le rhumatisme musculaire est, au contraire, beaucoup plus rare, ce qui tient sans doute à ce qu'il cède habituellement plus rapidement aux diverses méthodes thérapeutiques. Sur les 3oo baigneurs venus à Saint-Nectaire, nous avons pu recueillir les observations des 127 malades dont l'intelligence, l'instruction, la position sociale, nous dirons même le langage [1], nous ont permis de réunir des détails suffisants pour constituer l'histoire de leur maladie.

[1] Il nous vient en effet un assez grand nombre de paysans, peu familiarisés avec la langue française, souvent même ne parlant que le patois de leur village, et il est presque impossible de les comprendre.

Sur ces 127 baigneurs, il y a eu 42 malades atteints de rhumatismes (27 hommes et 15 femmes).

Ces 42 personnes ont indiqué les professions suivantes (18 n'en avaient aucune; ce sont en général les femmes) :

> Il y avait 14 cultivateurs.
>   2 prêtres.
>   1 sous-préfet.
>   1 brasseur.
>   2 terrassiers.
>   1 marchand de bestiaux.
>   1 percepteur.
>   1 militaire.
>   1 avoué.

Ces 42 malades présentaient les âges suivants :

> De 15 à 20 ans. 1
>   20   25 4
>   25   30 3
>   30   35 8
>   35   40 5
>   40   45 4
>   45   50 5
>   50   60 6
>   60 et au-dessus. 6

Constitution. La constitution des individus rhumatisants s'est présentée avec des conditions très-variables. Un examen attentif nous permet d'affirmer que, dans 26 cas, la constitution était bonne, solide et même assez robuste, tandis que, dans 16, elle était débilitée, soit primitivement, soit par suite de la longue durée de la maladie.

Antécédents morbides. Les antécédents morbides ont été des plus variés : dans 18 cas, la santé avait toujours été assez bonne jusqu'à l'époque de l'invasion du rhumatisme, dont les suites avaient amené le malade aux eaux de Saint-Nectaire. Chez 14 malades, il y avait eu, à une époque antérieure, une ou plusieurs attaques de rhumatisme qui avaient précédé la dernière dont ils avaient été frappés. Quant aux autres antécédents morbides qu'ils nous ont signalés, ils sont relatifs à diverses maladies, à des accidents tout passagers qu'il est parfaitement inutile de rappeler ici. Notons seulement que trois femmes, d'après les renseignements qu'elles nous ont communiqués, avaient eu, à des époques antérieures, des leucorrhées assez rebelles.

Début. Il est important de remonter à l'époque du début de la maladie; c'est lui, en effet, qui permet d'établir la durée de l'affection et son an-

cienneté. Sur nos 42 baigneurs, douze fois le
début du rhumatisme remontait au plus à six
mois, au moins à un mois; 11 malades avaient
vu leur rhumatisme débuter au moins à six mois,
au plus à un an; chez 13 sujets, enfin, les douleurs rhumatismales remontaient à plus d'une
année. Signalons enfin que les rhumatismes étaient
assez anciens chez 6 malades pour qu'ils n'aient
pas bien pu apprécier l'époque de leur début.

Siége. Les rhumatismes peuvent être divisés en
trois classes :

> Rhumatisme mono-articulaire.   .   15 cas.
> —   poli-articulaire. .   .   17
> —   musculaire.   .   .   .   8
> Lombago.   2

Rhumatisme mono-articulaire. Voici les articulations qui ont été prises chez les baigneurs affectés de rhumatisme mono-articulaire :

> Articulation du genou. .   .   .   7 malades.
> —   tibio-tarsienne.   .   4
> —   scapulo-humérale. 2
> —   du coude.   .   .   .   1
> —   du poignet.   .   .   1

Rhumatisme poli-articulaire. Voici comment

étaient répartis nos 17 cas de rhumatisme poli-
articulaire :

2 articulations prises. . . . 2 malades.
4 — 2
3 — 2
5 — 3
Rhumatisme général. . . . 8

Rhumatisme musculaire. Les 8 malades que
nous avons eus à traiter pour des atteintes de rhumatisme musculaire présentaient tous des douleurs
vagues et non localisées.

Il est bien entendu que tous ces rhumatismes
étaient passés à l'état chronique et qu'il n'y en avait
aucun aigu.

Le traitement qui a été suivi peut être formulé
de la manière suivante : tous les jours, un bain
à 34° centigrades, d'une heure de durée. Les 42
malades y ont été soumis, et le nombre de bains a
été en moyenne de :

Moins de 15 bains. 8
15 bains. 7
De 15 à 21 bains. 12
21 bains. 15

A ce système de bains, on ajoutait des douches

sur l'articulation ou les articulations malades ; vingt-cinq fois seulement il en a été ainsi.

La douche présentait les températures suivantes :

Source du mont Cornador. . . 39°
Source Boëtte. . . . . . . 40°
Source Mandon. . . . . . 37°

On commençait par donner une douche de cinq minutes, dont tous les jours on augmentait la durée jusqu'à la prolonger pendant un quart d'heure.

Tous les malades ont pu supporter le traitement et on n'a été obligé chez aucun d'eux de l'interrompre.

Voici quel a été le résultat :

Vingt et un, c'est-à-dire la moitié, sont partis complétement guéris et sans présenter de traces du rhumatisme pour lequel ils étaient venus, 18 ont été seulement améliorés, et 3 n'ont éprouvé aucun soulagement.

Il nous paraît utile de faire remarquer qu'il est excessivement difficile de garder nos baigneurs aux Eaux pendant le temps nécessaire pour un traitement complet. Leur départ précipité est presque toujours la cause qui empêche leur parfaite guérison.

NÉVRALGIE TRIFACIALE.

Nous avons observé 4 malades qui présentaient les signes caractéristiques d'une névralgie de l'une des branches du nerf trifacial. Il y avait 1 homme et 3 femmes. L'homme avait 52 ans, et des 3 femmes, 2 avaient 42 ans, et l'autre 38 ans.

De ces 4 baigneurs, 3 étaient sans profession; une des femmes était une religieuse.

Sous le rapport de la constitution, l'homme et l'une des femmes en avaient une bonne et solide; les deux autres femmes étaient évidemment débilitées.

L'ancienneté de l'affection a pu être constatée chez 3 de nos malades; chez une elle remontait à 2 ans; chez l'autre à 5 ans; chez le troisième à 15 ans; la quatrième n'a pu en préciser la date.

Voici quel était le siége de la névralgie dans ces cas :

Dans 2 cas, c'était la branche maxillaire supérieure qui était atteinte par la névralgie. Chez l'homme, c'était la branche maxillaire inférieure, et enfin la quatrième souffrait de douleurs vagues dans toute la tête, dont elle n'a pu fixer le siége.

Le nombre de bains qui leur fut administré fut le suivant :

Une femme et l'homme prirent 21 bains.

Des deux autres personnes, l'une prit 20 bains, et l'autre 15.

Les 4 malades supportèrent assez bien le traite-ment.

Le résultat en fut le suivant :

Deux guérirent complétement.

Ce fut l'homme et une femme. La religieuse fut simplement améliorée ; une autre n'éprouvait aucun changement.

NÉVRALGIE CRURALE.

Une femme âgée de 24 ans est venue réclamer nos soins pour cette affection le 2 août 1858. Elle a toujours été bien réglée.

Cette malade, qui a une bonne santé habituelle, a été prise il y a trois mois, sans autre cause appréciable qu'un retard de règles de huit jours, de douleurs très-vives dans l'aine et dans la partie antérieure de la cuisse droite. Cette névralgie suit tout le trajet du nerf crural, et fait souffrir tellement la malade par les changements de temps, qu'elle passe des nuits sans sommeil. Elle se plaint aussi de constipation.

Elle fut promptement guérie de cette affection.

Elle ne prit que 13 bains à 34° et 7 douches, et elle partit parfaitement guérie.

------οΟο------

NÉVRALGIE LINGUALE.

Nous avons observé une femme âgée de 5o ans, maîtresse de pension.

Cette malade est encore bien réglée. Il y a dix mois, elle s'est cassé deux dents, et elle s'est aperçue qu'en passant sur ces deux dents brisées, sa langue se meurtrissait et qu'elle devenait douloureuse. C'est à la suite de cet accident que la névralgie a commencé à se faire sentir. Elle fit alors extraire ses deux dents, espérant, en enlevant la cause, faire disparaître la douleur ; mais la névralgie n'en continua pas moins à augmenter progressivement, et un sentiment de brûlure très-vive se fit d'abord sentir au bout de la langue, avec quelques mouvements convulsifs. Au bout de deux mois de souffrance, le goût commença à se pervertir, et la malade ressentit de la contraction dans les mâchoires. Elle n'en continua pas moins à faire ses cours, et elle s'apercevait que la douleur augmentait chaque fois qu'elle avait été obligée de parler un peu longtemps. Enfin, elle vint réclamer nos soins à Saint-Nectaire, le 31 juillet 1858.

Elle suivit le traitement suivant : tous les jours, un bain à 32° centigrades, et deux à six verres d'eau minérale à boire. Vers le quinzième bain, elle commença à sentir un peu d'amélioration ; elle recouvra le goût des aliments, et elle partit après 19 bains, avec une amélioration sensible.

Cet état de bien-être qu'éprouvait cette dame lors de son départ était d'autant plus remarquable qu'aucun traitement n'avait pu jusqu'alors lui procurer un instant de soulagement. Nous espérons, avec une seconde saison, arriver à un très-bon résultat.

NÉVRALGIE SCIATIQUE.

Dix-sept malades atteints de névralgie sciatique sont venus demander à Saint-Nectaire la guérison de leur maladie.

Sur ces 17 malades, il y avait 14 hommes et 3 femmes. Leur âge était le suivant :

De 25 à 30. 1
    30   35. 2
    35   40 5
    40   45. 2
    45   50. 1
    50   60. 2
    60 et au-dessus. 4

Ils exerçaient les professions suivantes :

Cultivateurs. 7
Tisserand. 1
Marchand de bestiaux. . . . 1
Liquoriste. 1
Maîtresse d'hôtel. 1
Gendarme. 1
Scieur de long. 1
Sans profession. 4

La constitution était bonne chez 15 malades ; 2 seulement avaient une santé un peu détériorée et affaiblie.

Sur ces 17 personnes, chez 10 les renseignements communiqués avaient fait connaître qu'elles avaient eu des sciatiques analogues à celles pour lesquelles elles étaient venues aux eaux. 1 malade dit avoir eu autrefois une attaque de rhumatisme ; 1 accusa des fièvres intermittentes anciennes ; enfin, 5 avaient toujours joui d'une excellente santé avant l'invasion de la sciatique actuelle. Le début de toutes ces sciatiques était en général très-ancien, et ce n'est qu'en raison des insuccès des divers modes de traitement mis en usage à une époque antérieure, qu'ils s'étaient décidés à venir demander leur guérison à Saint-Nectaire.

Ce début remontait à un mois au moins et à six mois au plus chez 5 malades. Il remontait de six mois à un an chez 3 ; enfin, chez 9 malades, la névralgie sciatique datait de plus d'un an.

Siége. Cette affection se trouve répartie de la manière suivante :

Chez nos baigneurs, pour 8 la sciatique siégeait dans la cuisse droite ; chez 8 autres, dans la cuisse gauche ; chez 1 seulement, la maladie affectait les deux membres inférieurs ; 6 personnes accusèrent que le maximum de la douleur résidait dans la partie supérieure du nerf ; 2 dans la partie inférieure ; 8 enfin dans tout le trajet.

Le traitement employé fut le suivant chez les 17 malades :

Des bains à la température de 34° centigrades ; chez 14, on employa les douches en même temps que les bains ; chez 4 malades, il y eut 15 bains d'administrés ; 7 malades prirent de 16 à 20 bains ; enfin, 6 en prirent 21.

Dans tous ces cas, les bains furent parfaitement supportés ; il n'y eut aucun accident, aucune aggravation de la névralgie ; 13 personnes quittèrent Saint-Nectaire parfaitement guéries ; 4 furent seulement notablement améliorées ; nous n'observâmes aucun insuccès. Le soulagement qu'éprouvèrent les 4 dernières fut très-sensible, et je ne doute pas que, si nous avions pu les conserver plus longtemps, elles fussent parties de Saint-Nectaire aussi bien portantes que les 13 autres. Il résulte de ce tableau que c'est certainement contre les névralgies sciatiques anciennes qu'on peut prescrire nos eaux minérales avec une chance presque certaine de succès.

PARALYSIE.

Nous avons observé 4 cas de paralysie.

Une paralysie probablement symptomatique d'une maladie de la moelle chez un homme; une paralysie hystérique chez une femme, et deux paralysies du bras probablement symptomatiques d'une ancienne hémorragie cérébrale chez une femme, et de convulsions chez un enfant. Voici le résumé de l'histoire de ces quatre maladies :

Paralysie symptomatique d'une affection de la moelle. — M. B...., âgé de 45 ans, arrivé à Saint-Nectaire le 15 juillet. Ce malade, atteint d'une affection chronique de la moelle, vient à Saint-Nectaire depuis plusieurs années. Il éprouve depuis dix ou douze ans un affaiblissement des membres inférieurs, qui augmente d'année en année, et c'est à peine s'il peut maintenant se tenir sur ses jambes. Il ne peut faire un pas sans l'appui d'un bras, ni monter un escalier sans être soutenu par deux ou trois personnes. Il y a aussi un peu d'affaiblissement dans les membres supérieurs. La vue est diminuée, et il a même été opéré de la cataracte il y a deux ans. Il a la bouche toujours entr'ouverte. Les digestions se font très-péniblement, la constipation est opiniâtre et ne peut être vaincue qu'à force de lavements. Parfois même on fut obligé de lui administrer jusqu'à douze lavements pour le faire aller à la selle. Il urine facilement. En outre, il éprouve de temps en temps des douleurs névralgiques dans les entrailles, se portant surtout dans le flanc droit, et qui lui arrachent des cris. Sous l'influence des premiers bains de Saint-Nectaire, ces crises se sont renouvelées deux fois. La première a eu lieu le lundi 19 juillet, à neuf heures du soir; la seconde, le 21, à minuit. Il continua l'usage des bains, et ces accidents ne se sont plus renouvelés jusqu'au jour de son départ; au contraire, il en éprouva une grande amélioration. Ce malade a pris 20 bains; quelques douches en arrosoir furent essayées et furent très-bien supportées.

Il quitta Saint-Nectaire le 6 août, fort content de sa saison. Ce malade assure qu'il n'y a que nos eaux qui lui procurent un peu de soulagement.

PARALYSIE HYSTÉRIQUE

Une seule malade, sœur cloîtrée, âgée de 27 ans, vint pour cette affection à Saint-Nectaire. Voici les renseignements que nous a transmis le médecin de la localité :

Entrée au couvent cloîtré de Sainte-Catherine, à l'âge de 18 ans, cette jeune fille jouissait dans le principe d'une très-bonne santé. Cependant, le système nerveux avait reçu quelques atteintes par l'empêchement que ses parents voulaient mettre à la profession de religieuse que la jeune personne désirait ardemment. A la suite d'accès de toux pour laquelle l'huile de foie de morue fut prise, il peut y avoir à peu près sept ans, survint une douleur vive et intermittente, surtout à la suite de courses et de travaux prolongés. Cette douleur siégeait au côté gauche, un peu au-dessous de la mamelle et plus à gauche que le cœur. Elle a été traitée comme douleur névralgique intercostale, par les cautères, sétons et antispasmodiques divers, sans être sensiblement modifiée. La faiblesse actuelle et les douleurs de tête, aujourd'hui caractères de la maladie pour laquelle la sœur est envoyée à Saint-Nectaire, ont commencé légèrement l'année dernière, mais ont pris plus de gravité depuis le carême dernier. La faiblesse des jambes a surtout augmenté depuis un mois, avec des alternatives de force plus grande, ainsi que de faiblesse plus sensible ; souvent les faiblesses étaient précédées de douleurs dans certaines parties de la tête, douleurs se présentant sous la physionomie de clous hystériques.

Actuellement, la sœur ne peut marcher sans le secours d'un bras, et encore les jambes remuent-elles avec peine ; cependant, le siége une fois appuyé, les jambes paraissent à la malade n'avoir aucun mal. Dans les bains salés que ce médecin a conseillés, la même sensation de force se fait sentir, mais disparaît aussitôt après la sortie. La sensibilité n'est nullement altérée ; pas d'appétit, pas de goût pour les aliments ; menstruation régulière, seulement flueurs blanches fréquentes et abondantes, pas d'altération sensible au cœur.

La malade a été traitée pour un commencement de paralysie nerveuse et légèrement hystérique, par les bains salés, les valérianates d'atropine, les ferrugineux et beaucoup d'autres moyens qui n'ont amené aucun résultat. Pour combattre

le mal de tête, un cautère à la poudre de Vienne a
été placé derrière le cou, mais n'a pu arrêter les
douleurs.

A son arrivée à Saint-Nectaire le 19 juillet, la
jeune fille présentait tous les symptômes mention-
nés ci-dessus, et de plus, au cœur, un léger bruit
de souffle anémique au premier temps et à la
base.

Nous la soumîmes aux bains à 34° centigrades,
et nous lui fîmes boire quatre verres d'eau minérale par jour. Le 22 juillet, elle pouvait marcher
sans l'aide d'un bras, mais cette amélioration ne
dura que deux jours.

Nous continuâmes le traitement et nous y ajou-
tâmes des douches sur les reins et les cuisses, de
cinq à dix minutes par jour.

La malade a quitté Saint-Nectaire le 15 août,
ayant repris des forces et étant dans un état d'amélioration sensible.

PARALYSIE BRACHIALE.

Une femme de 33 ans est venue à Saint-Nectaire, le 3 août 1858, avec le bras gauche complétement paralysé. Voici les antécédents qu'elle nous a racontés :

Vers la fin d'octobre 1857, elle eut une hémorragie cérébrale à la suite de laquelle tout le côté gauche fut paralysé. Elle était alors enceinte; six mois plus tard, elle accoucha naturellement d'un enfant à terme et vivant, et, à la suite de sa couche, le mouvement revint dans la jambe et elle put parfaitement marcher, mais le bras gauche est resté complétement paralysé; aucun mouvement ne lui est possible. Cette femme est bien réglée; l'appétit est un peu faible, mais les digestions sont faciles; les selles et les urines normales.

Nous avons prescrit le traitement suivant :

Bains à 34° d'une heure, et douches de quinze minutes sur le bras. Elle resta quinze jours à Saint-Nectaire, et lorsqu'elle partit, elle pouvait remuer ses doigts et faire faire quelques mouvements à son bras. Nous espérons même qu'avec un traitement plus long ou avec une seconde saison, nous arriverons à une guérison.

Le second cas de paralysie du bras, que nous avons pu recueillir, est celui d'un jeune enfant de 3 ans. Voici, au dire des parents, ce qui est arrivé :

A l'âge de 16 mois, ce petit garçon a eu, à la suite d'une attaque de convulsions, tout le côté droit du corps paralysé. Petit à petit, tous les mouvements sont revenus, excepté dans le bras, qui depuis ce temps est resté complétement inerte. Ce bras est moins gros que l'autre, les muscles sont un peu atrophiés.

Cet enfant fut soumis au traitement suivant :

Tous les jours, un bain à 34° centigrades, d'une heure de durée. Une douche de cinq à dix minutes sur le bras droit et de deux à six verres d'eau en boisson.

Il resta quinze jours à Saint-Nectaire, supporta parfaitement le traitement et en partit très-fortifié.

CHLOROSE.

Les chloroses viennent en assez grand nombre à Saint-Nectaire demander la guérison de leur maladie.

Nous avons observé 15 jeunes filles atteintes de cette affection. Elles présentaient les âges suivants :

11 de 15 à 20

4 de 20 à 25

Treize de ces jeunes filles n'exerçaient aucune profession ; 2 étaient lingères. Dans le plus grand nombre des cas, la constitution était faible et débilitée ; c'est ce que nous pûmes observer chez 8 malades ; chez 2, elle semblait dans un état normal ; chez 5, elle nous parut forte et même robuste.

Chez la plupart de ces jeunes chlorotiques, l'affection était ancienne et avait résisté à tous les traitements employés pour la combattre. Dans tous ces cas, la chlorose était assez intense et bien caractérisée.

Sur ces 15 malades, 4 n'avaient jamais été ré-

glées et 11 avaient eu leurs règles d'abord régu-
lières, et ce n'est que plus tard qu'elles étaient
devenues irrégulières et même s'étaient suppri-
mées complétement.

Sur ces 11 chlorotiques, 5 avaient leurs règles
assez régulièrement, mais accompagnées de douleurs moins abondantes et suivies d'un écoulement
leucorrhéique.

Chez 6, la menstruation était irrégulière et éga-
lement accompagnée de dysménorrhée, de dimi-
nution de quantité et de leucorrhée.

Dans tous ces cas, il y avait des phénomènes
gastralgiques d'une intensité variable; chez 7, la
gastralgie présentait un degré notable d'intensité,
et, chez 7 autres, elle était plutôt caractérisée par
des symptômes assez vagues, et spécialement par
des tiraillements d'estomac.

L'appétit, bien conservé chez 6 malades, était,
chez les 9 autres, devenu capricieux et souvent
bizarre.

La constipation existait dans tous les cas.

Du côté du système nerveux, on a noté, dans
8 cas, une céphalalgie prédominante et fatiguant
beaucoup les malades.

On n'a signalé aucun autre accident du côté du
système nerveux.

Toutes ces jeunes filles présentaient un état de chlorose tellement avancé, que presque toutes, sauf 2, étaient complétement décolorées. Toutes aussi avaient un bruit de souffle doux au premier temps et à la base du cœur, 8 ressentaient des palpitations et une dyspnée considérable dès qu'elles marchaient un peu vite ou montaient un escalier. Chez 11, nous avons trouvé, à l'auscultation, un bruit de souffle continu dans les vaisseaux du cou, affectant chez 4 le bruit de diable, et chez 3 le timbre musical. Chez 4 seulement, le bruit était intermittent.

Le traitement employé chez ces 15 chlorotiques a été en général identique ; on avait recours aux bains entiers chez toutes les malades ; les bains variaient entre la température de 30 et 34° centigrades, et, dans la plupart de ces cas, ils étaient accompagnés de douches administrées sur les reins et les cuisses ; en même temps, on faisait boire tous les jours aux malades de deux à six verres d'eau.

Le nombre de bains fut le suivant :

> 5 en prirent 15
>
> 3 en prirent, l'une 19 et deux 17
>
> et enfin, 7 en prirent 21.

Toutes ces jeunes filles supportèrent parfaitement le traitement, dont le résultat fut le suivant :

Guérison complète. . . . . 4 cas.
Amélioration. 11

On voit, d'après ce résultat, que si les eaux de Saint-Nectaire ne guérissent pas toujours la chlorose, elles produisent constamment une notable amélioration. Il est présumable que, si ces malades avaient mis plus de persévérance, on aurait eu des guérisons.

On doit faire remarquer que, dans tous ces cas, nous n'avons jamais employé de fer pendant la durée du traitement.

AFFECTIONS DE L'UTÉRUS.

Onze malades affectées de maladies utérines diverses sont venues demander à Saint-Nectaire la guérison de leur affection.

Ces femmes présentaient les âges suivants :

De 25 à 30 ans. 3
30   35   2
35   40   3
40   50   3

Sur ces 11 malades, six fois la constitution s'était conservée bonne et assez robuste, et cinq fois elle était frêle.

Les causes de cette affection sont restées assez obscures dans un certain nombre de cas ; chez 5 femmes cependant, on pouvait considérer la maladie utérine comme une suite de couches. La nature des affections utérines a été trouvée être ce qui suit :

Trois fois il existait une inflammation chronique du col avec ramollissement (état fongueux) ;

Trois fois il existait une inflammation chronique avec induration ; dans 2 de ces 3 cas, l'inflammation s'accompagnait d'ulcérations ;

Enfin, chez l'une il y avait des granulations.

Ce n'est que chez ces 6 malades que j'ai pu obtenir un examen au spéculum. Ce n'est que par induction ou par la narration plus ou moins exacte que les 5 autres nous ont faite, que nous avons pu admettre l'existence d'une inflammation chronique de l'utérus.

Chez ces 11 malades, cinq fois les règles avaient conservé leur régularité ; mais elles étaient accompagnées d'une dysménorrhée plus ou moins forte. Chez 6, l'irrégularité du retour de l'écoulement mensuel accompagnait la dysménorrhée ; un écou-

lement leucorrhéique existait chez toutes ces malades.

Chez la plupart, nous avons constaté un état
anémique plus ou moins caractérisé et qui était en
rapport avec l'intensité de l'affection locale.

Chez ces 11 malades, le traitement employé fut
le suivant :

> Des bains entiers à la température de 28 à 30° cen-
> tigrades ;
> Des injections d'abord avec l'eau de la source du
> Bain ;
> Des douches avec l'eau de la source Pauline, qui
> contient une très-grande quantité d'acide carbo-
> nique libre.

Nous avons remarqué que ces douches arrêtaient
très-rapidement les écoulements leucorrhéiques.

> 3 malades ont pris moins de 15 bains.
> 3 ont pris 15 bains.
> 1 a pris 18 bains.
> 4 ont pris 21 bains.

Voici, chez les 6 que nous avons examinées, le
résultat du traitement :

Chez toutes, le col avait diminué notablement
de volume ; les ulcérations s'étaient complétement
cicatrisées chez 2, et avaient beaucoup diminué

chez une troisième ; et, d'après ce résultat, nous admettons que les autres, qui n'ont pas été examinées, ont dù éprouver beaucoup de soulagement de nos eaux.

———o⊙o———

AFFECTION DE L'ESTOMAC.

Gastralgie.

Les eaux de Saint-Nectaire jouissent d'une certaine réputation dans le traitement des gastralgies ; aussi n'avons-nous pas été étonné d'avoir trouvé, dans nos malades, 6 hommes et 4 femmes atteints de gastralgie bien caractérisée.

Age. De 20 à 30, nous avons 3 baigneurs, un jeune homme âgé de 21 ans, et deux dames ayant chacune 30 ans.

De 30 à 40 ans, nous en trouvons deux : un homme âgé de 30 ans et une dame de 31 ans.

Il y avait 3 hommes âgés de 42 ans, une dame de 54 ans et un homme de 65 ans.

La constitution de ces personnes s'est trouvée bonne et assez forte dans 7 cas, et faible et un peu détériorée dans 3.

Parmi les antécédents morbides signalés par les malades, nous trouvons que, sur ces 10 cas, 6 avaient déjà eu, à des époques antérieures, des gastralgies plus ou moins rebelles, et une malade, une affection du foie qui avait été guérie.

Chez ces 10 individus, les caractères de la gastralgie étaient parfaitement évidents. L'appétit était variable, quelquefois bizarre, d'autres fois diminué (4). L'apparition des douleurs gastralgiques après l'ingestion des aliments exista chez 8 malades, soit qu'elles ne se développassent qu'à cet instant, soit qu'elles n'aient fait qu'augmenter d'intensité. Chez 2 malades, les douleurs étaient plus vives avant l'ingestion des aliments, et ce dernier acte semblait les soulager. Nous avons trouvé chez 2 personnes, comme phénomène concomitant, des vomissements nerveux bien caractérisés.

Tous ces malades présentaient des développements de gaz plus ou moins abondants et tous une constipation opiniâtre.

Chez aucun d'eux, nous n'avons constaté de phénomènes nerveux siégeant dans d'autres organes.

Nous n'avons pas eu à signaler non plus d'état anémique concomitant.

Le traitement auquel tous ces gastralgiques furent soumis a été à peu près identique. Tous les jours, en commençant, deux verres d'eau minérale, on montait ensuite rapidement et on atteignait presque toujours le nombre six ; en même temps on administrait un bain d'une heure à une température de 34° centigrades.

> 3 malades sur les 10 prirent un nombre de bains inférieur à 15.
>
> 4 malades prirent de 15 à 21 bains.
>
> et 3 en prirent 21.

Ces 10 personnes supportèrent parfaitement les bains ; on ne fut jamais obligé de suspendre, et le résultat fut le suivant :

> 6 malades guérirent complétement.
>
> 4 furent seulement améliorés.

Mais nous sommes convaincu que si nous avions pu les décider à rester plus longtemps à Saint-Nectaire, ils auraient parfaitement guéri. En effet, dès les premiers jours du traitement, les vomissements avaient cessé, les douleurs gastralgiques étaient devenues plus rares et l'appétit commençait à revenir.

SCROFULES.

Les eaux de Saint-Nectaire jouissent, dans toute l'Auvergne, d'une réputation qui paraît bien établie, pour le traitement et la guérison de la maladie scrofuleuse. Cette réputation s'est déjà étendue au loin. Il y vient des malades des départements voisins, et des praticiens distingués de Paris ont foi dans leur action curative et y adressent des malades. Notre conviction s'est formée par les faits que nous avons observés, par les résultats que nous avons obtenus, et nous comptons, les années suivantes, donner une attention toute spéciale à ce sujet intéressant.

Nous avons eu à traiter 11 malades atteints de l'affection scrofuleuse; il y avait 4 hommes et 7 femmes. Ces malades présentaient les âges suivants :

1 à 5 ans. . . . . . . 5 malades.
5   10   2
10   15   3
et 1 femme âgée de 30 ans.

La constitution était notablement débilitée et faible chez 8 de ces 11 individus scrofuleux ; elle semblait assez bonne chez 3 autres, malgré les traces de scrofule.

Sous le rapport de la menstruation, une femme seulement avait été réglée, mais chez elle les règles étaient tellement abondantes, qu'elles simulaient de véritables hémorragies.

Nous avons pu préciser l'ancienneté de l'affection pour tous nos malades, excepté pour une petite fille chez laquelle les parents n'avaient pas observé l'époque du développement de la maladie. Ainsi, chez une femme, elle datait de 13 ans ; chez une petite fille, de 4 ans ; chez un petit garçon, de 5 mois ; congéniale chez deux enfants rachitiques, l'affection remontait à 6 mois chez une petite fille, 2 ans chez une autre, 4 ans chez une troisième, 3 ans chez une quatrième, et 3 mois chez une cinquième.

Voici quelles étaient les altérations scrofuleuses caractéristiques de la maladie pour ces 11 baigneurs :

Chez 5 malades présentant le type scrofuleux, le nez gros et épaté, les lèvres saillantes, il existait, soit d'un seul, soit des deux côtés de la région cervicale, des ganglions hypertrophiés plus ou

moins volumineux et formant en général chapelet.
Ces ganglions étaient encore à l'état d'induration.
Chez une jeune fille, on observait une plaie pro-
fonde du bras avec trajet fistuleux. Chez un enfant, on trouvait une tuméfaction considérable du
petit doigt à droite, avec une plaie et un trajet
fistuleux; il avait en même temps un eczéma du
cuir chevelu.

Un enfant de 3 ans 1/2 était affecté d'une
coxalgie déjà ancienne, avec déplacement de l'os,
sans plaie ni fistule; un garçon de 6 ans 1/2 était
atteint d'une coxalgie, avec carie de l'os, plaie et
trajet fistuleux. Deux enfants, le frère et la sœur,
âgés l'un de 4 ans, l'autre de 2 ans, étaient affectés
d'un rachitisme bien caractérisé.

Le traitement qui fut employé chez ces 11 scrofuleux fut d'abord les bains à une température de
3o à 33° et d'une heure de durée, des douches de
cinq à dix minutes de durée. Enfin, on leur faisait
prendre l'eau en boisson à la dose de deux à six
verres.

Le nombre de bains a varié de 15 à 21.

Le résultat de ce traitement ne pouvait ni ne
devait être complet. On comprend, en effet, qu'il
fallait s'attendre tout au plus à une amélioration.
C'est, en effet, ce qui est arrivé; et, bien qu'il ne

nous soit pas possible d'affirmer que ces guérisons
fussent complètes, nous pouvons dire que l'état
de tous les malades a éprouvé une amélioration
singulière. Sur les 4 individus présentant des
plaies, 3 ont été cicatrisés complétement, et il n'y
a que l'enfant atteint de carie du fémur dont la
fistule n'a pas été fermée.

ÉTAT LYMPHATIQUE.

Nous devons dire ici quelques mots d'un certain nombre de jeunes enfants qui, au nombre
de 7, furent envoyés à Saint-Nectaire pour une
constitution simplement lymphatique, et qui ne
présentaient pour accident que leur état frêle et
débile lui-même. Ces 7 enfants, soumis au traitement des bains et de l'eau prise à l'intérieur,
quittèrent tous Saint-Nectaire dans un état d'amélioration qui contrastait singulièrement avec l'état
de dépérissement dans lequel ils étaient arrivés.

RÉSUMÉ.

Résumant ce qu'une observation minutieuse et attentive nous a démontré, nous pouvons regarder comme vraies les propositions suivantes :

1° Les succès les plus grands que l'on obtient avec les eaux de Saint-Nectaire, les guérisons les plus rapides et les plus complètes comprennent tous les cas de rhumatisme articulaire et de rhumatisme musculaire chroniques. Plus la maladie est récente, et quelle qu'ait été son intensité, plus il y aura de chances de guérison complète. Il est bien entendu qu'il faut qu'on soit assez éloigné de l'époque de l'état aigu pour qu'on ne puisse craindre de voir revenir ce dernier ;

2° Les mêmes succès doivent être attendus des eaux de Saint-Nectaire dans les névralgies sciatiques de nature rhumatismale ;

3° Dans les affections utérines caractérisées par l'inflammation chronique du col, les eaux de Saint-Nectaire semblent jouir d'une partie des propriétés résolutives et cicatrisantes que l'on attribue à Ems, Plombières et Néris ;

4° Dans les différentes variétés de gastralgie, les eaux de Saint-Nectaire ont une efficacité réelle ;

5° Dans les affections purement nerveuses, les propriétés curatives des eaux de Saint-Nectaire, sans être aussi parfaitement démontrées que dans les affections précédentes, semblent cependant exister à un certain degré ; il faut qu'une nouvelle étude soit faite à cet égard pour décider la question ;

6° Dans la chlorose, sans doute, en raison de l'altération concomitante du sang, les propriétés curatives des eaux de Saint - Nectaire paraissent plus accentuées et plus nettes ; il y a encore là de grandes recherches à faire ;

7° Dans les scrofules, le petit nombre de faits que nous avons observés nous permet de conclure à un effet réel de ces eaux sur la maladie scrofuleuse elle-même.

Nous aimons à croire que le grand nombre de malades que nous aurons à soigner à l'avenir à Saint-Nectaire nous permettra de rassembler des observations plus concluantes, qui fixeront entièrement sur l'action curative de ces eaux.

Imprimerie de W. REMQUET et Cie, rue Garancière, 5.

9 782014 066999